ETUDE CLINIQUE

SUR

LES HÉMIPLÉGIES

OBSERVÉES DANS LE COURS DES PLEURÉSIES

PAR

Lucien de VALICOURT,
Docteur en médecine de la Faculté de Paris,
Lauréat de la Faculté de médecine de Nancy (médaille d'argent 1872-73),
Aide-major stagiaire au Val-de-Grâce.

PARIS
A. PARENT, IMPRIMEUR DE LA FACULTÉ DE MÉDECINE
Rue Monsieur-le-Prince, 29-31

1875

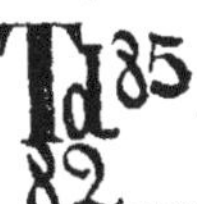

ETUDE CLINIQUE

SUR LES HÉMIPLÉGIES

OBSERVÉES DANS LE COURS DES PLEURÉSIES

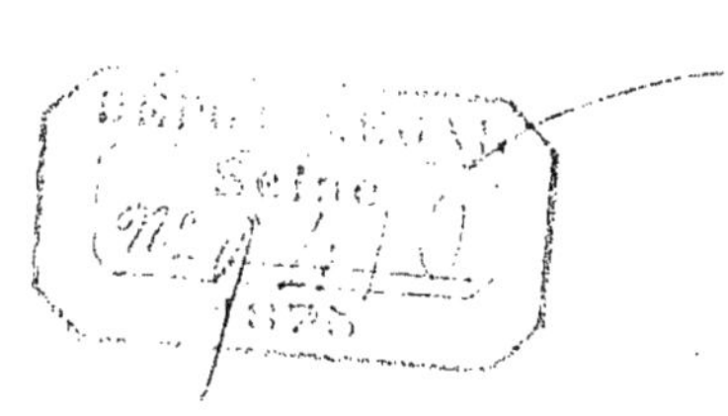

ÉTUDE CLINIQUE

SUR

LES HÉMIPLÉGIES

OBSERVÉES DANS LE COURS DES PLEURÉSIES

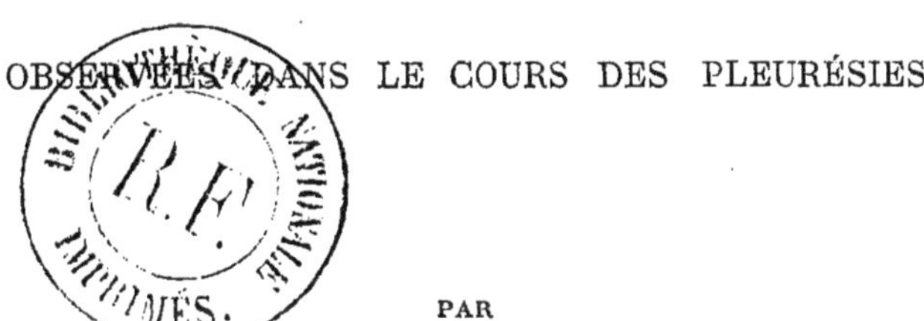

PAR

Lucien de VALICOURT,

Docteur en médecine de la Faculté de Paris,
Lauréat de la Faculté de médecine de Nancy (médaille d'argent 1872-73),
Aide-major stagiaire au Val-de-Grâce.

PARIS

A. PARENT, IMPRIMEUR DE LA FACULTÉ DE MÉDECINE

Rue Monsieur-le-Prince, 29-31

1875

ÉTUDE CLINIQUE

SUR

LES HÉMIPLÉGIES

OBSERVÉES DANS LE COURS DES PLEURÉSIES

INTRODUCTION.

L'hémiplégie compliquant les pleurésies est un fait pathologique assez rare pour attirer l'attention des cliniciens lorsqu'il se présente. Au mois de juin de cette année, nous eûmes l'occasion d'en observer un cas au Val-de-Grâce, dans le service de M. le professeur agrégé Laveran. A l'instigation de nos maîtres, nous recueillîmes avec soin l'observation du malade. Nous la soumettons aujourd'hui à la bienveillante appréciation de nos juges, et espérons que nos efforts n'auront pas été inutiles.

Les nombreuses et consciencieuses recherches auxquelles nous nous sommes livré nous ont fourni un résultat peu satisfaisant. Le nombre très-restreint des observations analogues à la nôtre nous force à les reproduire, afin que les quelques réflexions dont nous les ferons suivre puissent trouver leur confirmation clinique. Mais avant d'entrer en matière, qu'il nous soit permis de remercier bien sincèrement nos maîtres, MM. Vallin et Laveran, professeurs au Val-de-Grâce, de leur bienveillance extrême et de leurs sages conseils.

Nous prions aussi M. le professeur agrégé Brouardel de recevoir l'expression de notre profonde reconnaissance pour ses savantes leçons, et l'intérêt constant qu'il nous a témoigné durant le cours de nos études.

DIVISION.

Nous avons divisé notre travail en deux parties principales :

Dans la première partie, nous rapportons les observations que nous avons recueillies, en commençant par la nôtre, afin que la discussion du diagnostic de la maladie établisse tout d'abord que les hémiplégies observées dans le cours des pleurésies peuvent provenir d'embolie cérébrale.

La seconde partie est subdivisée en trois chapitres :

1. L'étiologie et la pathogénie de ce genre d'embolies cérébrales ;

2. Leur marche, leur terminaison ;

3. Leur traitement.

Nous ne parlerons qu'incidemment des symptômes et de l'anatomie pathologique de cette affection, car nous n'aurions fait que répéter ce que l'on connaît des embolies cérébrales, quelle que soit leur origine.

PREMIÈRE PARTIE

Obs. I (personnelle). — (Recueillie en juin 1875, dans le service de M. le professeur agrégé Laveran, au Val-de-Grâce, salle 27, lit 13.)

Le nommé Fischer (Jean-Georges), âgé de 29 ans, matelot de 3e classe, entré dans le service le 18 novembre 1874. D'une assez bonne constitution, il entre à l'hôpital de Brest, le 13 avril 1871, pour un point de côté avec gêne de la respiration et fièvre élevée. Le diagnostic porté fut : pleurésie du côté droit. Trois ponctions pratiquées à deux jours d'intervalle ne donnent issue à aucun liquide. Trois semaines après, l'épanchement formait une saillie globuleuse, qui de la base du thorax remontait jusque sous le mamelon droit ; en même temps le malade a de la fièvre et des frissons qui reviennent d'une manière intermittente. Une incision au bistouri est pratiquée au point le plus saillant de la tumeur : il en sort 700 grammes de liquide purulent. Dans les jours qui suivent, on pratique d'abondantes injections avec l'eau et la teinture d'iode à parties égales ; puis sont dilatés par l'éponge préparée et la racine de laminaria les orifices produits par le trocart, et par ces orifices sont injectés des solutions détersives de teinture d'iode, de benjoin, d'aloès et la liqueur de Villate. Les plaies produites par la piqûre du trocart étaient cicatrisées en novembre 1873. Le malade quitte alors l'hôpital de Brest, mais la plaie faite par le bistouri est passée à l'état de fistule. A son entrée au Val-de-Grâce, le malade porte encore au-desous du mamelon droit une ouverture de 1 centimètre qui laisse écouler tous les jours une quantité de pus qu'on peut évaluer à deux cuillerées à bouche.

Telle est la première partie de l'observation publiée par le Dr André Martin, dans sa thèse inaugurale (1), alors que le malade était au Val-de-Grâce, dans le service de chirurgie (salle 28, lit n° 7). Ce qui va suivre provient des notes recueillies par nos collègues et amis MM. les docteurs André Martin et Edmond Belhomme

(1) Dr André Martin. Quelques considérations sur les plaies des membranes séreuses. (Thèse de Paris 1875.)

(qu'ils reçoivent ici tous nos remerciements), et de l'examen que nous fîmes nous-même du malade.

Après sa sortie de l'hôpital de Brest, Fischer fait un séjour de sept mois à l'hôpital de Toulon, après lequel il est renvoyé dans ses foyers avec une pension de retraite n° 6. Il se rend à Paris, et peut s'y livrer à un travail peu pénible jusqu'au 20 septembre 1874. Ce jour-là le malade se couche sans rien remarquer de particulier dans son état. Vers une heure du matin, il se réveille baigné dans son sang. L'orifice de la fistule donne issue à un jet de sang continu qui dure une demi-heure. Un caillot venant obturer l'issue, arrête l'hémorrhagie. Très-affaibli, le malade garde le lit pendant deux jours, mais il est très-agité et éprouve du tremblement dans les membres et du vertige. Pendant ce temps le sang suinte à travers les lèvres de la plaie. Un médecin appelé par son entourage, lui prescrit une potion au chloral. Il en prend à peine quelques cuillerées, et s'endort pendant deux heures environ. A son réveil il constate qu'il est paralysé du côté droit. La paralysie est complète au membre supérieur, moins marquée à l'inférieur. Il n'a aucune sensation des objets qu'il prend dans la main, et ne sait s'il marche sur un tapis, ou sur le parquet. La sensibilité est affaiblie, mais elle diminue davantage en se rapprochant du pied et de la main. La bouche est déviée et la parole très-embarrassée, surtout lorsqu'il veut prononcer la lettre S. En même temps il constate une grande perte de la mémoire qui l'oblige à chercher les mots dont il veut se servir; en lisant dans un livre, il oublie ce qu'il a lu précédemment. Sa vue est affaiblie, il a comme un nuage devant les yeux. Ses urines sanguinolentes, pendant quelques jours, laissent déposer un mucus abondant. La miction est fréquente et douloureuse et lui occasionne des tiraillements dans les lombes et la région hypogastrique. Le traitement interne employé en ce moment consista en vin de quinquina et huile de foie de morue.

Vu l'aggravation de son état, se trouvant d'ailleurs dans l'impossibilité de continuer son travail, Fischer entre au Val-de-Grâce, le 18 novembre 1874, dans le service de chirurgie. En présence des symptômes complexes ci-dessus énumérés, le diagnostic fut d'abord douteux, ce qui s'explique d'autant mieux qu'à ce moment le malade se trompait dans ses réponses, et avait en partie oublié ce qui lui était arrivé. Ce ne fut que plus tard qu'il put mettre un peu d'ordre dans ses récits. Le diagnostic porté fut celui de tubercules cérébraux. On ne constatait aucun symptôme d'affection pulmonaire, mais le toucher rectal semblait indiquer des tubercules de la prostate. Nous verrons plus loin ce qu'il faut penser à cet égard.

En février 1875, le malade est évacué dans le service de M. le professeur agrégé Laveran qui diagnostique une embolie de l'une des artères intra-crâniennes.

Voici maintenant l'état dans lequel nous trouvons cet homme au mois de juin.

Appareil respiratoire : La fistule pleurale persiste. Elle siége à $0^m,08$ en dehors du mamelon droit, $0^m,03$ au-dessous de la ligne horizontale que l'on tracerait à son niveau. Elle présente une ouverture oblique d'avant en arrière et légèrement de bas en haut, déprimant la peau en dedans à son pourtour. Chaque jour elle laisse échapper une petite quantité de pus. A $0^m,02$ au-dessus de cette fistule, sur la verticale, on voit une cicatrice de couleurs rose et blanche mélangées, à peau plissée, longue de $0^m,03$, large de $0^m,02$, dirigée horizontalement. Enfin, au-dessous et en arrière de la fistule, il existe une plus petite cicatrice semblable à celle que nous venons de décrire.

Le malade respire 20 fois par minute en moyenne. La base droite de la poitrine est plus affaissée que la gauche. La percussion ne nous donne de la submatité que dans un rayon de $0^m,08$ tout autour de l'orifice de la fistule. L'auscultation nous fait entendre une respiration normale des deux côtés de la poitrine, sauf en arrière et en bas de la fistule, où elle est considérablement diminuée. Aux mêmes endroits la résonnance de la voix et les vibrations thoraciques sont presque nulles.

Appareil circulatoire : L'examen du cœur et des vaisseaux ne dénote aucune affection du système circulatoire. La pointe du cœur bat à deux travers de doigt au-dessous du mamelon, mais le siége de ses battements s'explique aisément par la position du mamelon qui se trouve remonté jusqu'au quatrième espace intercostal. Pas de mouvements violents sentis par la palpation de la région précordiale. La matité remonte jusqu'au mamelon, par conséquent n'a que deux travers de doigt d'étendue. Les bruits sont normaux à l'auscultation. Pas de souffle cardiaque ou vasculaire. Le pouls bat 64 fois par minute en moyenne.

Système nerveux : La paralysie du membre inférieur a diminué pour ce qui concerne le mouvement. Depuis le commencement du mois, le malade peut marcher sans le secours d'une canne, tant qu'il se trouve sur un terrain plat. S'il veut monter un escalier, il est obligé de tenir la rampe; et s'il s'agit d'un escalier tournant, il éprouve du vertige et se sent comme en état d'ivresse. En le faisant marcher, nous constatons qu'il traîne la jambe droite et l'occlusion des paupières n'influence en rien ce phénomène. En le laissant couché sur le lit, si nous lui faisons plier les deux membres inférieurs, et si nous cherchons à résister à la production de leur extension, nous ne pouvons le faire que pour la jambe droite.

Dans le membre supérieur droit, la force est de beaucoup inférieure à celle du côté gauche; néanmoins ses mouvements sont possibles, diminués toutefois pour l'annulaire et le petit doigt. La flexion de ces doigts ne peut se faire en effet que dans les articulations métacarpo-phalangiennes, les autres articulations des phalanges restant dans l'extension. En faisant serrer successivement notre main par les deux mains du malade, nous sentons à peine la pression de la main droite.

La paralysie de la face a persisté toujours avec la même intensité, au dire du malade. Toujours est-il que nous voyons la commissure labiale droite abaissée par rapport à la commissure gauche. En faisant ouvrir la bouche au malade, la langue et la luette ne nous paraissent pas déviées. Du reste, il nous dit qu'il est obligé de ramener constamment les aliments qui sont restés entre la joue et les arcades dentaires du côté droit, de plus que la salive tend à s'écouler par la commissure de ce côté. La difficulté de prononciation seule n'est plus aussi forte.

La sensibilité générale est diminuée dans tout le côté droit du corps, surtout en approchant des extrémités, à un tel point même que la main et principalement la plante du pied sont insensibles. Nous constatons ce phénomène par les piqûres d'épingle et le chatouillement. La sensibilité réflexe de la face est conservée. Le membre supérieur droit est atrophié, ce qui n'a pas lieu pour l'inférieur.

La température appréciée par notre main semble la même pour les deux côtés, mais prise avec un thermomètre comparativement dans les deux aisselles, nous trouvons 36°,2 à droite et 36°,8 à gauche.

Voici les quelques modifications subies par les organes des sens : La sensibilité tactile ne permet pas au malade d'apprécier la forme ou la sensation des corps avec la main droite ; ce symptôme cependant n'est pas aussi marqué pour le pied droit, car il sent sur quoi il marche. La chaleur et le froid sont parfaitement distingués l'un de l'autre.

L'ouïe est complètement abolie du côté droit, mais cette surdité remonte à l'époque de sa naissance.

Les pupilles sont régulièrement dilatées et se contractent également des deux côtés sous l'action de la lumière. Les mouvements exagérés seuls produisent un trouble de la vue, ce qui peut être considéré comme un des symptômes de l'anémie qui existe chez le malade. Le goût et l'odorat n'offrent rien de particulier à noter.

Nous devons ajouter que sa mémoire est revenue à un point tel qu'il ne cherche plus que de temps à autre les mots dont il veut se servir.

Appareil digestif: L'appétit est bon, les digestions se font bien. Les selles n'apparaissent que tous les deux ou trois jours, comme avant l'époque de sa maladie. Mais il existe deux fissures à l'anus qui persistent malgré un traitement régulier.

Sécrétions. — Les urines sont limpides, d'une quantité normale, ne contenant ni albumine ni sucre. La miction se fait sans douleur.

Pas de sueurs considérables à noter.

Ses antécédents héréditaires sont bons. Son père, âgé de 64 ans et sa mère de 61, sont tous deux bien portants. Une de ses sœurs mourut, en quatre à cinq mois de temps, d'une maladie de poitrine; il lui en reste une seconde en bonne santé. Lui-même n'a pas eu de maladies antérieures.

Traitement. — Lorsque le malade était dans le service de chirurgie, on lui faisait par sa fistule pleurale des injections d'alcool camphré et phéniqué. Depuis qu'il se trouve dans le service de médecine, elles ne se composent plus que d'eau fraîche. Comme traitement interne : vin de quinquina. Pendant une quinzaine de jours, on essaya les courants interrompus d'électricité contre sa paralysie ; mais on les abandonna, faute d'amélioration.

Le malade, à la fin du mois de juin, fit des démarches pour entrer aux Invalides; mais sa demande ne fut pas accordée. Il sortit, le 8 juillet, avec une pension de retraite n° 4.

DIAGNOSTIC.

Le malade dont nous venons de donner l'observation présente deux affections bien distinctes ; d'un côté, une pleurésie purulente droite terminée par une fistule pleurale, et de l'autre une hémiplégie droite accompagnée d'une paralysie faciale du même côté. Nous allons commencer par déterminer le siége de la lésion qui a occasionné ces accidents paralytiques, puis nous établirons sa nature.

1. *Siége de la lésion.* — L'hémiplégie indique nécessairement une lésion des parties qui font suite dans l'encéphale aux cordons antérieurs de la moelle, c'est-à-dire des pyramides antérieures, de la protubérance, des pédoncules cérébraux, ou des parties blanches du corps strié. Les paralysies concomitantes des nerfs crâniens sont les auxiliaires utiles à la détermination de la partie altérée. Montrons d'abord qu'il n'est ici question de lésion ni de pyramides antérieures, ni de la protubérance, ni des pédoncules cérébraux.

Dans le cas de lésion du bulbe, l'hémiplégie croisée ne serait pas complète, ou bien on verrait des segments du corps du côté de la lésion paralysés. Les nerfs moteur oculaire externe, pathétique, facial, auditif, hypoglosse seraient atteints tous ou en partie. Enfin il y aurait d'autres symptômes, tels que : convulsions, vomissements, troubles circulatoires ou respiratoires, glycosurie.

Les lésions d'un des côtés de la protubérance occasionnent des phénomènes paralytiques des régions innervées par l'un des trijumeaux : anesthésie des téguments de la face, des muqueuses des cavités nasale, orbitaire, buccale ; paralysie des muscles masticateurs innervés par sa branche motrice ; et troubles vasomoteurs analogues à ceux que l'on observe dans la section expérimentale du trijumeau. Si l'un des pédoncules cérébraux était lésé, l'hémiplégie croisée serait incomplète et pourrait coïncider avec une déviation paralytique de l'œil correspondant à la lésion, phénomène provenant d'un état pathologique du nerf moteur oculaire commun. Si les deux pédoncules étaient atteints, l'hémiplégie serait double.

Chez notre malade, nous n'observons aucun des symptômes ci-dessus énumérés. Il n'existe qu'une paralysie incomplète du facial droit du même côté que l'hémiplégie. Or, l'anatomie nous apprend que le nerf facial, parvenu dans le bulbe, se rend dans un noyau qui fait saillie sur le plancher du quatrième ventricule, dans la partie qui correspond à l'union du bulbe et de la protubérance, près de la ligne médiane; à partir de ce noyau, on voit un faisceau nerveux qui se réfléchit presque à angle droit et traverse la ligne médiane. On n'a pu suivre ce faisceau plus loin, mais la physiologie et l'anatomie pathologique permettent d'affirmer qu'il se rend dans les ganglions cérébraux, probablement dans le corps strié. D'où une distinction de ce nerf en deux portions : l'une périphérique, allant jusqu'au noyau du quatrième ventricule, et l'autre cérébrale, partant de ce noyau jusqu'au corps strié. Comme l'entrecroisement des faisceaux moteurs du facial ne se fait qu'à la partie inférieure du bulbe, si la portion périphérique est lésée, la lésion porte sur toute la distribution du nerf facial du côté correspondant de la face (paralysie directe), et les mouvements réflexes sont abolis. Dans le cas de lésion cérébrale, la paralysie est incomplète du côté opposé (paralysie croisée), et les mouvements réflexes sont conservés. Quand il y a hémiplégie concomitante, la paralysie faciale périphérique est dite inverse ou antagoniste, lorsqu'elle se trouve du côté opposé ; la paralysie faciale cérébrale est au contraire dite uniforme ou concordante, lorsqu'elle se trouve du même côté (1).

Ici nous avons une paralysie faciale uniforme à droite, par conséquent la lésion siége dans le corps strié gauche. Les troubles de la sensibilité générale ne changent rien à ce que nous venons de dire, car tout ce qui concerne les troubles de la motilité s'applique à eux de la même façon.

2. *Nature de la lésion.* — Les affections de l'encéphale qui occasionnent des troubles subits de la motilité et de la sensibilité sont l'encéphalite, l'hémorrhagie, les oblitérations emboliques des artères, les tumeurs. Nous nous voyons obligé de parler de ces dernières, parce que les tumeurs produisent des attaques d'apoplexie, et surtout parce que le diagnostic de tubercules du cerveau avait été primitivement porté. Examinons rapidement les caractères principaux de ces affections et voyons celle qui doit être admise comme cause des accidents paralytiques de notre malade. Pour cela nous nous appesantirons surtout sur leurs caractères différentiels.

Tumeurs. — On distingue trois formes cliniques de la présence des tumeurs dans l'encéphale. Dans la première, on n'observe que des troubles généraux de l'innervation encéphalique ; dans la deuxième, il existe des signes d'une lésion localisée, et dans la troisième,

(1) Gubler. De l'hémiplégie alterne (*Gaz. heb.*, 1857). — Millard (*Bul. de la Soc. anat.*, 1856).

la tumeur fait saillie sous le cuir chevelu. Il ne pourrait être question ici que de la deuxième forme, mais il aurait fallu pour cela que les symptômes de la première l'eussent précédée. Or, le malade n'accuse ni céphalalgie, ni convulsions, ni vomissements antérieurement à l'attaque.

Nous laissons de côté les différentes espèces de tumeurs dont les caractères sont assez nettement tranchés, pour ne parler que des tubercules. Ceux-ci sont, il est vrai, le fait presque exclusif du jeune âge, mais on ne peut les admettre qu'autant que le malade a des antécédents héréditaires, des signes de scrofule ou de tuberculose pulmonaire. Or, Fischer s'est toujours bien porté avant sa pleurésie, ses antécédents héréditaires sont aussi satisfaisants que possible, et nous n'avons constaté aucun signe de tuberculose pulmonaire chez lui. Du reste, la présence de tubercules dans le cerveau n'occasionne que des paralysies incomplètes ; et leur siége étant de préférence la pie-mère, on voit apparaître des convulsions, vomissements, de la céphalalgie.

Encéphalite. — Nous pouvons de suite éliminer cette hypothèse par l'absence de ses causes : traumatismes, otites, phlegmons, etc., et de ses symptômes : fièvre dès le début, contractures persistantes. Si l'abcès s'enkyste, les phénomènes s'aggravent au lieu de s'amender.

Restent donc deux hypothèses : l'hémorrhagie cérébrale et l'embolie. Les symptômes du début de la paralysie ne peuvent nous être d'aucune utilité, d'abord parce que nous n'y avons pas assisté, et qu'ensuite ils sont les mêmes dans les deux cas : perte subite de connaissance, résolution musculaire, abaissement de température, abolition des réflexes, hémiplégie et paralysie faciale. On pourrait peut-être nous contester l'attaque d'apoplexie initiale chez notre malade, mais nous n'avons aucun doute à ce sujet. Le sommeil qu'il nous dit avoir éprouvé après avoir pris quelques cuillerées à peine de la potion au chloral ne peut en être la suite. La cause ne peut davantage en être attribuée à l'anémie consécutive à l'hémorrhagie, puisqu'à ce moment-là il était très-agité. Pour nous, ce sommeil représente une perte subite de connaissance de deux heures, au bout desquelles il s'est vu paralysé.

L'amnésie verbale ancienne, l'âge du sujet, l'état actuel de la paralysie, la cause de la maladie enfin nous permettent seuls de différencier ces deux affections.

Hémorrhagie. — Les causes de l'hémorrhagie cérébrale sont de deux sortes : l'excès de tension dans le système vasculaire, et la dégénérescence graisseuse des artères. La première se voit chez les individus affectés d'hypertrophie du cœur, et la seconde, chez les vieillards dont les autres artères sont le siége d'altérations analogues. Or, Fischer n'a pas d'hypertrophie du cœur et son âge n'est pas avancé (29 ans).

De plus, au moment de l'attaque, il n'était pas pléthorique ; au contraire, la fièvre, la suppuration et l'hémorrhagie l'avaient anémié. On ne peut davantage alléguer la compression du poumon par l'épanchement purulent ou sanguin, vu que le pus ou le sang s'écoulaient par la fistule, et encore cette cause existerait-elle, que la rupture vasculaire eût eu pour siége plutôt le poumon gauche que le cerveau.

Dans les paralysies qui sont la suite de l'hémorrhagie cérébrale, les membres paralysés sont le siége de douleurs persistantes suivant le trajet des nerfs, douleurs dues à la névrite qui s'y est développée ; de contractures précoces permanentes, provenant d'une sclérose des cordons latéraux de la moelle.

Ces contractures manquent rarement quand le foyer hémorrhagique occupe le corps strié ; elles se montrent à la face, aux membres supérieurs et vont même jusqu'à produire des attitudes vicieuses. Quelquefois l'on observe des accès convulsifs se traduisant par des mouvements choréiformes ou épileptiformes. Ici il n'y a que peu de contracture dans l'annulaire et le petit doigt de la main droite.

Embolie. — Les symptômes qui nous permettent de la diagnostiquer sont le siége de l'hémiplégie, les troubles de la parole et la marche de la paralysie. Ils expliquent parfaitement l'oblitération embolique de l'artère sylvienne gauche ou des principales divisions.

Nous ne parlons pas ici de la cause de l'embolie, car nous nous sommes réservé d'en faire le sujet d'un chapitre spécial.

L'hémiplégie siégeant à droite rentre dans les cas les plus fréquents d'embolies cérébrales. L'embolus, en effet, s'engage rarement dans le tronc brachio-céphalique, parce que cette artère s'ouvre très-obliquement dans l'aorte. Ce phénomène est si rare que Cohn (1) dit qu'il ne s'y engage jamais, que si l'artère sylvienne droite vient à être oblitérée, cela tient à une lésion de la carotide droite ou du tronc brachio-céphalique. D'un

(1) Conh B. (*Klinik der Embol. Gefässkrankheiten*). Berlin, 1860.

autre côté le trajet des artères cérébrales est trop sinueux pour permettre aux embolies de s'y engager avec facilité. Il n'en est pas de même de la carotide gauche dont la direction est celle du courant sanguin. Rühle trouve dans ce fait anatomique l'explication de la fréquence des oblitérations de l'artère sylvienne gauche.

En second lieu, cette artère fournissant le sang au corps strié, au lobule de l'insula, et aux circonvolutions frontales et pariétales, si une embolie vient à supprimer le sang qui doit y arriver, les troubles tenant à la suppression simultanée du corps strié et des circonvolutions, en particulier de la troisième frontale, s'expliquent chez notre malade. Les troubles de la parole sont de trois espèces : 1° amnésie verbale avec conservation de l'intelligence, indiquant une lésion des circonvolutions frontales ; 2° aphasie avec intégrité de l'intelligence et des mouvements de la langue ne pouvant s'expliquer que par une lésion de fibres qui relient les lobes antérieurs au centre d'innervation motrice de la langue ; et 3° aphonie avec paralysie de la langue, ou défaut de coordination se rattachant à une lésion des olives ou du nerf hypoglosse. D'après les renseignements que nous avons pu tirer du malade, l'amnésie a été verbale en même temps qu'il a existé de l'aphasie. Or, l'hémorrhagie cérébrale de la 3e circonvolution frontale est rare. Si elle avait existé seule, il n'y aurait pas eu d'hémiplégie complète ; et si elle avait occupé à la fois le corps strié et la circonvolution frontale, elle eût été telle que le malade n'y aurait certainement pas survécu.

La marche de la paralysie enfin est celle que l'on observe

dans les cas d'embolie cérébrale tendant vers la guérison, pronostic dont nous dirons quelques mots plus tard. La disparition graduelle de l'aphasie à mesure que la circulation collatérale s'est rétablie en est une des meilleures preuves.

Dans cette discussion nous n'avons pas fait mention des troubles de la vue au début de l'attaque, car nous ne les attribuons pas à une lésion des nerfs optiques. Ce phénomène, en effet, trouve son explication dans l'état du fond de l'œil constaté par M. Bouchut (1), dans un cas d'embolie cérébrale. D'après lui, la papille serait œdématiée du côté embolique ; il y aurait une diffusion grisâtre de la papille, de l'anémie choroïdienne et l'on ne constaterait pas de dilatation des veines de la papille.

Il est donc prouvé que l'hémiplégie chez notre malade reconnaît pour cause une embolie cérébrale de l'artère sylvienne gauche ou de ses divisions qui fournissent au corps strié et au lobe frontal. Nous avons recherché dans les livres classiques et les nombreuses publications périodiques et autres pour trouver des cas analogues, et, malgré le soin et le temps que nous avons consacrés à cet effet, nous sommes réduit aux quelques observations que nous allons reproduire.

OBS. II. — (Publiée dans les Bulletins et Mémoires de la Société médicale des hôpitaux de Paris, t. VI, 2e série, année 1869, par M. Vallin, professeur agrégé au Val-de-Grâce).

Le 10 janvier dernier, je recevais dans mon service du Val-de-Grâce un jeune homme de 21 ans, Davy (Alexis), fusilier au 94e régiment de ligne, bien constitué, d'une bonne santé habituelle, qui, plusieurs jours auparavant, à la suite d'un refroidissement, avait

(1) Bouchut (*Gaz. des hôp.*, 1869).

ressenti une douleur au côté gauche, avec frissons plusieurs fois répétés, toux sèche, abattement des forces, etc.

Le 11, au matin, la fièvre était assez intense, la respiration courte et douloureuse ; un épanchement occupait les deux tiers inférieurs du côté gauche de la poitrine ; en arrière, matité presque complète, absence de vibrations, souffle tubaire et bronchophonie au niveau de l'angle inférieur de l'omoplate ; en avant, matité et silence respiratoire jusqu'à trois travers de doigt au-dessous de la clavicule. Persistance du murmure vésiculaire dans les régions sus-épineuse et sous-claviculaire. Le cœur était un peu refoulé à droite, la pointe battait dans le cinquième espace intercostal à un centimètre en dehors du bord gauche du sternum ; les bruits étaient d'ailleurs normaux et réguliers. Pas de complication pulmonaire du côté droit.

Malgré un traitement assez actif, 20 ventouses scarifiées en deux fois, purgatifs répétés, poudre de digitale en infusion, etc., le 21 janvier, le mouvement fébrile persistait (96 pulsations ; température du matin, 38°,6), fait d'autant plus inaccoutumé, que, chez le soldat, les épanchements de la plèvre sont le plus souvent sans réaction, subaigus, latents : ce sont des hydrothorax bien plus que des pleurites. La respiration était courte, accélérée, à 28, quoique le malade ne ressentît aucune oppression. En arrière, la matité était complète, mais le bruit vésiculaire persistait dans la fosse sus-épineuse ; en avant, silence respiratoire général, bruit skodique très-clair sous la clavicule. La pointe du cœur battait exactement à la base de l'appendice xiphoïde, sans dépasser cependant la ligne médiane ; les bruits étaient normaux, réguliers, clairs, superficiels ; il n'y avait aucun épanchement dans le péricarde. Le pouls était fréquent, faible, un peu dépressible, mais régulier. La sécrétion urinaire était notablement diminuée, et, malgré la digitale, il n'était rendu dans les vingt-quatre heures que 500 grammes au plus d'une urine non albumineuse. La thoracentèse semblait indiquée, et je dois dire qu'en toute autre occasion, je l'eusse pratiquée sans retard. Mais quelques semaines auparavant, dans la même salle, chez deux pleurétiques ponctionnés, l'épanchement était devenu purulent, et, bien que ce résultat m'eût paru indépendant de l'opération, j'étais un peu ébranlé ; en raison de la persistance et des caractères de la fièvre, pour d'autres raisons encore, je résolus cette fois d'attendre. Je voyais deux fois le malade par jour, et je me proposais de ne recourir à la thoracentèse que comme opération de nécessité, quand apparaîtraient les premiers indices d'une asphyxie commençante.

Le 23 janvier, au matin, l'état local et général restait le même; je puis ajouter que l'auscultation du cœur fut pratiquée ce jour-là et ne fit rien percevoir d'anormal. A quatre heures de l'après-midi, la religieuse du service échangea quelques paroles avec le malade et le trouva dans l'état habituel. Au moment même où elle venait de le quitter, l'aumônier entre dans la salle, s'approche de lui, le trouve privé de connaissance et sans mouvement; il ne s'était pas écoulé entre ces deux circonstances un intervalle de plus d'une minute. On accourt, on essaie de le ranimer. Au bout de dix minutes, il commence à reprendre ses sens, ouvre les yeux; mais on essaie vainement de le faire parler. C'est à ce moment que j'arrivai à mon tour, amené par ma visite habituelle du soir.

Je trouvai le malade étendu, immobile, pâle, avec rougeur plaquée des pommettes, l'air égaré, les yeux ouverts; il semble ne pas comprendre ce qu'on lui dit. Aux diverses questions qu'on lui adresse, il ne répond ni par un geste ni par un son. A force d'insistances, il essaie de tirer la langue et, en écartant les lèvres, il laisse voir une paralysie du côté droit de la face : la commissure labiale gauche est manifestement entraînée vers l'oreille, la joue droite est tombante, la langue ne peut dépasser les arcades dentaires, l'articulation des sons est impossible; les membres supérieur et inférieur droits sont complètement inertes et retombent lourdement quand on les soulève; à gauche, les mouvements sont lents, difficiles et incomplets; la sensibilité semble conservée.

Je me reprochai aussitôt, comme je me reproche encore, d'avoir différé la thoracentèse, et je la pratiquai séance tenante. La ponction donna issue à 1,800 grammes de sérosité liquide, par un jet régulier, sans saccades, qui s'arrêta peu à peu, malgré les efforts de toux qu'on tenta de provoquer. L'opération se fit d'ailleurs rapidement et sans accident.

Aussitôt après le retrait de la canule, la pointe du cœur regagna le bord gauche du sternum ; la sonorité, la respiration rude et puérile reparurent dans la moitié antérieure et supérieure de la poitrine. L'idée m'était venue de suite d'une embolie cérébrale d'origine cardiaque; aussi, avant même de faire la ponction, j'auscultai le cœur avec un grand soin, mais ne trouvai aucun bruit anormal

Le 24, au matin, la face est manifestement entraînée vers la gauche. Le malade, très-prostré, comprend assez mal ce qu'on lui dit, tire incomplètement la langue et ne profère que des sons inintelligibles; toutefois il y a peut-être paralysie de la langue, hébétude, plus encore qu'aphasie.

Les membres du côté droit sont faibles, incomplètement paralysés : la main peut être portée, non sans peine, à la tête; mais la force déployée est presque nulle. Le côté gauche est intact. L'épanchement ne s'est pas reproduit depuis la veille; les mêmes signes persistent. La sécrétion urinaire s'est rétablie, et, depuis hier au soir, il a été rendu plus d'un litre d'urine non albumineuse. Le matin, le pouls était calme, la chaleur modérée, la fièvre à peine sensible (température, 38°,1 ; pouls à 96, 20 respirations). Dans l'après-midi, le malade fut pris d'un frisson avec tremblement qui dura près d'une heure. Quand je le vis, à cinq heures, la peau était brûlante, et le thermomètre marquait 39o,4 dans le pli inguinal. C'était évidemment l'indice d'une recrudescence de l'inflammation pleurale et peut-être de la formation du pus.

Malgré l'emploi de la digitale, la température oscilla toute la semaine entre 39 et 40°; en même temps survenaient des sueurs nocturnes, de la diarrhée. La matité reparut peu à peu dans la moitié supérieure de la poitrine; la pointe du cœur fut refoulée jusqu'à 3 centimètres au delà de la ligne médiane et vint battre au bord droit du sternum; la face devint bouffie, avec teinte violacée des lèvres et des pommettes; la respiration s'éleva à 36°, et une nouvelle ponction fut indispensable. Elle fut pratiquée le 30 janvier et donna issue à 2,100 grammes d'un liquide opalin, trouble et floconneux vers la fin de l'écoulement, et qui, le lendemain, avait déposé une couche du pus, d'un centimètre au moins d'épaisseur.

Le soir même de l'opération, en explorant les membres inférieurs, où il existe un œdème périmalléolaire, je découvre à la plante du pied droit, au bord interne et au sommet de la voûte, une eschare noirâtre, circulaire, de 4 centimètres de diamètre, intéressant toute l'épaisseur du tégument, et commençant à se détacher par suppuration. Le malade n'a pas quitté son lit depuis vingt jours; aucune pression n'est possible en ce point, et on ne trouve, soit au voisinage, soit ailleurs, aucune trace de pustule, d'ulcération, d'ecchymose, qui puisse expliquer cette eschare. C'est véritablement une plaque gangréneuse en voie d'élimination, selon toute apparence contemporaine de l'apoplexie, et qui pourrait bien avoir la même origine.

Après la ponction, le bruit respiratoire mêlé de frottements se rétablit encore au sommet de la poitrine, l'état général devint meilleur, la paralysie du côté droit disparut progressivement. Malgré la persistance de la fièvre, le malade prit un appétit violent, se sentit moins faible, et essaya même de se lever. Cette amélioration dura quinze jours environ, puis la poitrine se remplit de nouveau; les sueurs, le délire nocturne, la diarrhée reparurent, l'oppression devint extrême, et, le 6 mars, on dut évacuer le pus contenu dans la plèvre. Pendant les premiers jours, il s'en écoula plus de 3 litres par une sonde en caoutchouc, garnie de baudruche, et laissée dans la plaie du trocart. Plus tard, l'air extérieur pénétra par la fistule ulcérée. M. le professeur Perrin, à qui je fis voir le malade, pratiqua une large ouverture, des lavages furent faits chaque jour avec la teinture d'iode et l'alcool; enfin, d'énormes eschares se produisirent au sacrum, et, le 11 avril, le malade s'éteignit dans le marasme.

Autopsie, vingt-six heures après la mort.

La plèvre gauche forme un énorme sac purulent; le poumon, refoulé contre le rachis et réduit à une lame très-mince, ne présente aucune trace de tubercules. On ne trouve sur la plèvre et dans le poumon droits que des granulations grises extrêmement fines, véritable poussière tuberculeuse, en abondance médiocre. Le cœur est refoulé derrière le sternum et ne fait aucune saillie dans la cavité gauche du thorax. Le péricarde ne contient pas de liquide ; les deux surfaces séreuses sont libres d'adhérences et ont l'aspect normal. Le cœur est de volume moyen, un peu flasque; les deux ventricules contiennent des caillots noirs, volumineux, très-mous, formés évidemment au moment de la mort. On les enlève avec le plus grand soin sous un mince filet d'eau, afin de ne laisser échapper aucun débris de caillots plus anciens. Les valvules sont parfaitement saines, et il est impossible de trouver sur leurs tendons d'insertion ou entre les colonnes charnues aucune trace de fibrine coagulée ou ramollie. La même recherche est faite, sans résulat, dans les oreillettes et les auricules, à droite comme à gauche ; on ouvre les troncs des veines pulmonaires, à partir de l'oreillette, mais elles ne contiennent que du sang noir à demi coagulé; l'état de condensation du poumon gauche rend d'ailleurs cette recherche très-difficile. La crosse de l'aorte et les gros troncs artériels sont incisés; leur membrane interne a la structure et l'apparence normales ; il n'y a pas trace d'athérome.

Boîte crânienne. — Les méninges sont saines; le tissu cérébral est ferme dans toutes ses parties, même au voisinage des ventricules, qui contiennent peu de liquide. Une incision verticale pratiquée à gauche, au niveau du sillon qui sépare le corps strié de la couche optique, tombe sur un foyer de ramollissement correspondant au noyau inférieur du corps strié. Ce foyer est dirigé d'arrière en avant, il est de forme conique, à grosse extrémité tournée en arrière ; dans le sens antéro-postérieur, il mesure sur le cerveau frais 3 centimètres et 12 à 15 millimètres dans le sens transversal et vertical. A l'extrémité postérieure se trouve une excavation contenant un liquide blanchâtre, crémeux, qui s'est écoulé lors de l'incision ; les parois sont irrégulières, légèrement teintées en jaune clair, sans trace de membrane enkystante. La partie extérieure du foyer est formée par une masse pulpeuse, en consistance de bouillie, retenue dans des mailles celluleuses fines et un lacis de capillaires décolorés et vides, la teinte jaune-paille des parois du foyer permet d'en fixer très-exactement les limites. Cette pulpe, portée sous le microscope, laisse voir des anses nombreuses de capillaires peu altérés, des gouttelettes de graisse libre en abondance, des globules granuleux semblables à ceux du colostrum, une petite quantité de poussière jaune, cristalline, d'hématoïdine, et çà et là quelques globules sanguins décolorés, à peine reconnaissables.

En présence d'un tel foyer de ramollissement, l'examen complet des artères cérébrales devenait indispensable. Les grosses artères du cercle de Willis sont parfaitement saines, elles ont la transparence et l'épaisseur normale, ne sont athéromateuses en aucun point, et ne contiennent qu'un peu de sang liquide. En poursuivant l'artère sylvienne jusqu'au fond de la scissure, on constate aisément que deux rameaux de la branche moyenne sont obstrués par une matière compacte, ayant la consistance et la couleur de la cire, oblitérant complètement ces vaisseaux, dont la paroi, amincie par la distension et demi-transparente, est tout à fait saine. Ces rameaux correspondent exactement à la circonvolution de l'insula et s'y distribuent ; on peut suivre de nombreuses artérioles qui, parties des tronçons obturés, semblent pénétrer vers le centre du lobule ; un stylet, introduit dans cette direction, tombe au milieu même du foyer. Les autres parties de l'encéphale sont à l'état normal.

Nous avons cru devoir rapporter en entier l'observation de notre maître, M. le professeur Vallin, parce qu'elle est la seule que nous avons trouvée, qui prouve d'une manière incontestable l'oblitération de l'artère sylvienne dans un cas analogue au nôtre. M. Vallin montre comment il est arrivé à poser son diagnostic en rejetant l'idée d'hémorrhagie cérébrale, et en s'appuyant sur la présence d'une eschare à la plante du pied droit, eschare provenant d'un embolus dans un rameau superficiel de l'artère plantaire. Mais la preuve probante par excellence, résulte de la présence à l'autopsie des caillots qui obstruaient deux rameaux de la branche moyenne de l'artère sylvienne. En terminant son mémoire, le savant professeur, qui s'était livré à de nombreuses recherches, cite deux observations, que nous allons reproduire :

La première est celle d'une vieille femme de 70 ans, qui fut prise d'une pleurésie aiguë, d'une hémiplégie, et succomba au bout de 24 heures. M. Potain présenta à la Société anatomique, au mois de février 1861, l'artère cérébrale antérieure gauche, qui, à l'autopsie, fut trouvée oblitérée par un caillot fibrineux :

Obs. III. — (Publiée dans les Bulletins de la Société anatomique de l'année 1861, p. 39.) Pleurésie aiguë, hémiplégie, mort en vingt quatre heures.

« A l'autopsie, dit-il, on ne trouve pas d'altération de la substance cérébrale ; mais, en examinant les vaisseaux de l'organe, on constata au point de division de l'artère cérébrale antérieure gauche, un petit caillot fibrineux tout à fait décoloré présentant à sa partie antérieure seulement un petit prolongement conique. Dans le cœur gauche, caillots fibrineux anciens. »

Il est regrettable que cette observation ne soit pas plus complète, on ne connaît ni le côté de la poitrine où siégeait l'épanchement, ni la quantité du liquide épanché dans la cavité pleurale. Toutefois, vu la rapipité de l'hémiplégie, l'intégrité des parois artérielles et l'absence d'adhérences de cette coagulation, on est en droit de considérer les caillots anciens du cœur gauche comme l'origine de l'embolie cérébrale. Quant à l'explication de la formation de ces caillots, elle ne peut être basée que sur des suppositions de siége de l'épanchement, ce que nous déterminerons plus tard.

La seconde observation est une traduction abrégée d'une observation du docteur Robinson, publiée avec de très-longs développements dans l'*Army Medical Report* de l'année 1859.

Obs. IV. — Pleurésie, hémiplégie, mort en six semaines. (Extrait de l'observation du Dr Robinson dans l'*Army medical Report*, 1859.)

Un jeune soldat, âgé de 22 ans, d'une constitution un peu délicate, entra à l'hôpital le 22 décembre, se plaignant d'une douleur vive au flanc gauche : la matité absolue, l'absence de respiration, en avant et en arrière, dans la moitié inférieure gauche de la poitrine permirent au Dr Robinson de diagnostiquer : pleurésie subaiguë avec épanchement.

Le 19 décembre, l'épanchement avait augmenté, la matité était générale, la respiration ne s'entendait plus qu'à la partie la plus élevée du sommet du poumon ; le cœur était fortement refoulé vers le côté droit de la poitrine. Un traitement très-actif amena bientôt un peu d'amélioration. Le 10 janvier, on commençait à entendre la respiration, mais la matité restait considérable à la partie inférieure du thorax. Quoique la dyspnée ne fût jamais extrême, la respiration devenait de temps en temps très-pénible, indépendamment de tout effort.

Le 14 janvier, à 7 heures et demie du matin, sans qu'il fût survenu depuis quelques jours un changement appréciable, le malade fut trouvé dans son lit privé de sentiment; il revint promptement à lui. Le Dr Robinson, qui le vit une heure plus tard, constata une paralysie complète de la moitié gauche du corps, avec distorsion de la face. Il n'y avait point de stertor ni d'embarras de la respiration ; il répondait aux questions rapidement et avec lucidité, seulement l'articulation des mots était difficile. Un purgatif, un vésicatoire à la nuque ramenèrent bientôt un peu de mouvement dans le bras; au bout de quelques jours, le malade pouvait porter la main à sa tête, mais il était très-faible et complètement privé de sommeil.

Le 29 janvier, respiration plus difficile, sueurs nocturnes, diarrhée, parfois selles involontaires. La paralysie reste sans changement, mais la déviation de la face et de la langue diminue. Le malade continue à s'affaiblir; dyspnée extrême, thoracentèse urgente.

La ponction pratiquée le 11 mars donne issue à 3,800 grammes de pus; pendant la nuit, il s'en écoula encore 3,060 grammes par la fistule restée béante. Le malade, quoique conservant une connaissance parfaite, s'affaiblit de plus en plus, et succomba le 10 mars, quatre jours après l'opération.

A l'autopsie, on trouve le cœur situé exactement derrière le sternum, envahissant la région épigastrique. La cavité gauche de la poitrine contenait plus d'un litre de pus fétide et des fausses membranes épaisses; le poumon gauche, très-aminci, était refoulé contre le rachis. En un point de la paroi costale, ulcération des parties molles, décollement du périoste, etc.

Poumon droit à l'état sain. « A l'ouverture du crâne, en incisant la dure-mère, il s'écoula deux onces de sérosité citrine; les vaisseaux de la surface du cerveau et de la pie-mère étaient turgescents, et il y avait un épanchement séreux abondant sous l'arachnoïde. Le cerveau était un peu congestionné, mais ferme et sain, excepté dans le ventricule droit, où un ramollissement, avec collection purulente, avait désorganisé le corps strié dans toute son épaisseur. »

M. le docteur Robinson attribue la mort de son malade à l'empyème, et considère la maladie du cerveau comme le résultat de l'empoisonnement du sang au moment de la transformation purulente du liquide pleural. S'il en était ainsi, il y aurait eu des abcès métastatiques en d'autres endroits; or il n'y en avait pas. Il est probable que si le foyer encéphalique avait été examiné avec plus de soin, une oblitération embolique aurait été constatée. De plus l'examen du cœur et des gros vaisseaux a été insuffisant.

Depuis 1869 jusqu'à ce jour une seule observation a paru, pouvant se rapporter à notre sujet. Nous n'en donnerons qu'un résumé succinct, car on insiste surtout dans la discussion consécutive sur la sensation de déplacement du liquide sans la présence de gaz dans la cavité pleurale, et sur le traitement employé.

Obs. V. — (Extrait de l'observation de M. Duroziez dans la *Gaz. des hôp.* 1870, p. 151 et 155.) Pleurésie purulente à droite. Expectoration considérable et subite simulant l'évacuation d'un empyème. Quatre thoracentèses. Injections iodées. Hémiplégie ultime. Mort.

M. A..., employé, 28 ans, a perdu plusieurs frères et sœurs tuberculeux, et a eu un enfant mort en bas âge. Lui-même est maigre, pâle et nerveux.

Le 13 août 1869, à la suite d'un refroidissement, apparition de liquide dans la cavité pleurale droite. Application de deux vésicatoires et administration de potions kermétisées pendant plusieurs jours de suite. Par suite de ce traitement, le liquide diminue. Rechute le 8 septembre. Vésicatoires amenant de l'amélioration.

21 septembre. Oppression considérable et subite avec crachement d'une énorme quantité de sérosité. Cet état dure plusieurs jours.

Première thoracentèse le 2 octobre. Il sort 2 à 3 litres de liquide d'abord séreux et vert, puis purulent. Pouls à 108.

Deuxième ponction le 5 octobre. On retire 2 litres de liquide purulent. Lavage à eau et injection de teinture d'iode. Résonnance dans les $\frac{2}{3}$ supérieurs du poumon. Le cœur bat dans le cinquième espace intercostal au lieu du septième comme auparavant.

6 octobre, matin. Frisson, sueurs abondantes. Au sommet, quelques râles liquides, crachats muco-purulents.

Le 9. Respiration faible en avant, consonnance amphorique de la voix. La bouche est envahie par le muguet.

Du 14 au 21 octobre. En avant au milieu du poumon droit, résonnance skodique, respiration amphorique avec pectoriloquie, tous symptômes se propageant vers le bas. En arrière, voix amphorique au niveau du tiers moyen. Submatité dans les $\frac{2}{3}$ inférieurs. L'appétit diminue, diarrhée.

4 novembre. Fièvre le soir. Figure et jambes œdématiées. Foie et cœur refoulés par l'augmentation du liquide. En bas en en arrière, quelques râles crépitants.

Le 5. Troisième thoracentèse. Lavage, injection de teinture d'iode. En déplaçant le malade, on sent le liquide se déplacer. En retirant la canule il entre un peu d'air.

6 novembre. Coryza iodique. Souffle au niveau du tiers inférieur; au-dessus, râles sous-crépitants gros, cavernuleux.

Du 11 au 15. Amélioration notable. Crachats peu abondants, transparents. Egophonie et souffle au quart inférieur. Petit abcès au niveau de la piqûre du trocart.

Le 15. Etouffement considérable. En avant, résonnance tympanique; en arrière, bruits amphoriques profonds. Quatrième ponction : il sort un liquide purulent fétide, l'air ne s'échappe qu'à la fin et en faisant prendre certaines positions au malade. Pouls plus fréquent, à 120. Injection iodée.

Le 16. Amélioration complète, il n'y a plus que de la respiration amphorique lointaine. Le diagnostic de pleurésie purulente simple s'accuse de plus en plus nettement.

« Le 17. Le malade est subitement frappé d'hémiplégie droite, avec perte de la parole, conservant seulement quelques lueurs d'intelligence.

Le 18. Même état. L'anesthésie au pincement est complète sur toute la partie droite du corps, et très-prononcée sur la partie gauche. A la face seulement, le pincement est mieux senti. Les mouvements sont nuls du côté droit. Le malade ne dit pas un mot, il paraît comprendre encore un peu ce qu'on lui dit, mais d'une façon très-vague. La miction est volontaire. Le pouls est toujours très-fréquent, à 120. La résonnance skodique est la même en avant. En arrière on constate de la matité, on retrouve du souffle au niveau du quart inférieur.

Je ne vois plus le malade à partir de ce jour; il meurt quelques jours plus tard. L'autopsie n'est pas faite. »

Dans ce cas, le doute n'est pas possible, l'hémiplégie provient bien d'une embolie de l'artère sylvienne. L'aphasie est complète, l'amnésie verbale très-forte. Aucune cause possible d'hémorrhagie cérébrale n'existe chez ce malade. Un seul fait cependant nous paraît inexplicable, c'est l'anesthésie du côté gauche du corps. Nous sommes à nous demander si ce symptôme a été bien constaté ; et, dans ce cas, si le malade n'avait pas cette sensibilité obtuse que l'on remarque chez certains individus.

Ici se borne l'exposé clinique des cas d'hémiplégie d'origine embolique consignés dans les annales de la science. Nous arrivons maintenant à des considérations théoriques pour la lecture desquelles, vu notre peu d'expérience et d'habileté, nous avons recours à toute l'indulgence de nos juges.

SECONDE PARTIE

CHAPITRE I.

ÉTIOLOGIE ET PATHOGÉNIE.

Quand on se trouve en présence d'un cas d'embolie cérébrale chez un pleurétique, la première question est de savoir le mécanisme de la formation de l'embolie. Nous commencerons donc par établir ce mécanisme, c'est-à-dire par exposer ses causes déterminantes, puis nous examinerons les causes pouvant aider à leur formation ou causes prédisposantes.

Causes déterminantes. — Elles ont pour résultat la coagulation du sang et l'émission de l'embolus dans le torrent circulatoire. Elles comprennent la présence d'un épanchement dans la cavité thoracique et les causes d'ampliation brusque du tissu pulmonaire. L'action des épanchements s'exerce soit sur le cœur et les gros troncs vasculaires, soit sur le poumon.

1° *Action sur le cœur ou les vaisseaux.* — Les épanchements pleurétiques abondants produisent une déviation du cœur et par suite font éprouver à l'aorte, aux veines caves et aux vaisseaux pulmonaires une torsion ; en sorte que, dans certains cas, des coagulations du sang peuvent naître dans les différentes parties du cœur (ventricules, oreillettes, auricules), ou dans les gros vaisseaux eux-mêmes. (Trousseau (1), Vallin (2).)

La coagulation se fait-elle dans les grosses veines pulmonaires, le cœur gauche ou l'aorte? Les caillots passent directement dans le torrent circulatoire et forment des embolies cérébrales, viscérales et périphériques, en entraînant leurs conséquences. Tel est le cas de la malade citée dans notre observation III. Les caillots anciens trouvés dans le cœur gauche provenaient sans doute d'une compression ou déviation de cet organe par un épanchement abondant formé rapidement dans la cavité pleurale gauche.

Dans les veines caves, le cœur droit, l'artère pulmonaire, les caillots restent stationnaires ou s'arrêtent définitivement dans une des divisions de l'artère pulmonaire. Si l'une de ses grandes branches est obturée, la mort arrive en quelques minutes accompagnée de symptômes d'asphyxie: dyspnée intense, pâleur livide et cyanotique, suppression du pouls et du cœur, et quelques convulsions. Si l'embolus est petit et n'obture qu'un petit rameau; ou il agit comme corps étranger, irritant et alors produit un infarctus, une hémorrhagie et un foyer de pneumonie lobulaire ; ou la partie qui ne reçoit plus de sang s'atrophie par inaction. Jamais il n'y a de gangrène, parce que les artères bronchiques sont les seules nutritives du tissu pulmonaire.

La formation de caillots dans le cœur et les gros vaisseaux est, il est vrai, prouvée par des faits pathologiques ; mais elle n'a lieu que rarement. Dans combien de cas de pleurésies, en effet, le cœur n'est-il pas dévié

(1) Trousseau. Cliniques médicales de l'Hôtel-Dieu de Paris, 1865.

(2) Vallin. *Loc. cit.*

sans que des accidents se produisent? Le second mode de formation des caillots par la compression du tissu pulmonaire, accompagnée des causes prédisposantes, nous semble avoir plus de valeur, comme l'a fait voir M. Blachez.

2° *Action sur les poumons.* — L'épanchement dans ce cas comprime le poumon que l'on trouve, dans les autopsies, refoulé le long du rachis et couvert de fausses membranes. Le sang et l'air n'y pénètrent plus, le sang stagne et se coagule en aval des capillaires des artères pulmonaires. C'est alors qu'interviennent les effets d'ampliation brusque du poumon, pour déterminer ou la rupture des thromboses formées ou leur passage direct dans le cœur gauche et le torrent circulatoire. Parmi les causes de cette ampliation brusque, nous pouvons citer les efforts de toux, les mouvements brusques du corps, les efforts violents, les émotions morales et même la thoracentèse.

Les caillots pourraient se produire en amont des veines pulmonaires. Dans ce cas leur passage trouverait une explication dans ce fait anatomique signalé par Sucquet et O. Weber, à savoir qu'une partie des communications des veines et des artères pulmonaires se fait au moyen de capillaires larges, munis de fibres contractiles favorisant la transmission du liquide sanguin, et constituant la circulation dérivative. Mais, toute séduisante que pourrait paraître cette opinion, elle n'est pas à admettre pour le moment, parce que l'existence de ces capillaires est niée formellement par d'excellents observateurs. Du reste les thromboses, qui se seraient formées ainsi dans les artères pulmonaires de petit calibre, n'y auraient certainement pas séjourné sans augmenter de volume, et, par conséquent, se trouver dans l'impossibilité de passer à travers les capillaires.

Ce mécanisme de la thrombose des veines pulmonaires fut pour la première fois signalé par Paget (1), qui vit dans les veines pulmonaires des caillots organisés dus à la compression par un épanchement pleural. En 1862, M. Ball (2), dans sa thèse, cite le cas du docteur Smith qui vit une jeune femme mourir ainsi subitement. A l'autopsie, il trouva du sang fluide dans tout l'arbre vasculaire, excepté dans les veines pulmonaires qui se trouvaient remplies par des cylindres fibrineux. Dans la même année, M. Blachez (3) observa un malade atteint de pleurésie chronique qui mourut subitement.

L'autopsie sembla démontrer la formation d'un caillot dans l'artère pulmonaire du poumon malade, sa projection dans le ventricule droit et dans l'artère pulmonaire du poumon sain. En discutant l'origine du caillot, M. Blachez incline à penser que sa genèse se trouve enfermée dans les limites de l'appareil pulmonaire, mais regrette de n'avoir pas constaté l'intégrité de tous les troncs veineux. Plus tard, en 1870, dans la discussion qui suivit la relation de l'observation 5 à la Société de Médecine, M. Blachez proposa d'admettre dans les cas d'hémiplégie cérébrale survenant dans le cours des pleurésies, la formation d'un caillot qui des veines pulmonaires passe dans les carotides.

(1) Paget J. On obstructions of the pulmonary Artries (Medico-chirurgic. Transactions). London, 1844.

(2) Ball Benj. De l'embolie pulmonaire. (Thèse de doctorat). Paris, 1862.

(3) Blachez. *Union méd.* 1862, p. 213.

M. Vallin (1) croit que la lenteur ou l'arrêt de la circulation en aval de l'obstacle, c'est-à-dire en aval des capillaires du poumon comprimé, doit favoriser la formation de coagulums dans les branches d'origine des veines pulmonaires; l'embolie ne s'explique en effet que par le déplacement d'un caillot d'un espace étroit dans un canal rétréci plus large.

Enfin, pour être complet dans l'étude de l'origine des embolies, nous devons citer l'opinion de Panum (2). L'éminent professeur de l'Université de Kiel fait provenir la thrombose dans les veines pulmonaires de l'inflammation secondaire des poumons. Cette théorie nous semble avoir une grande valeur. Chez notre malade, en effet, la compression du poumon n'était pas plus exagérée que l'habitude (nous l'avons vu en éloignant l'idée d'hémorrhagie cérébrale); par conséquent les caillots transformés en embolie auraient été des caillots anciens dont la transformation fibrineuse et les adhérences aux parois vasculaires n'auraient pas permis la migration. Or en supposant une inflammation des poumons et la formation des caillots dans les veines pulmonaires, ces caillots avaient plus de chances pour se ramollir, se fragmenter et par suite se détacher.

Des quelques mots d'historique que nous venons de rapporter, il ne faudrait pas conclure au peu d'ancienneté de la théorie des embolies. Son application seule au cas particulier semble, d'après nos recherches, ne remonter qu'à Paget. Quant à la théorie des caillots sanguins en général, de leur formation, et de leur

(1) Communication orale.

(2) Panum. Recherches expérimentales sur les embolies, 1854-1855. *Arch. de méd.*, 6e série, 2e ol., 1863.)

migration dans le torrent circulatoire, quoiqu'attribuée à Virchow, elle remonte aux temps les plus anciens. Bon nombre d'observateurs l'ont signalée avant le professeur de Berlin; en effet, dans le Nouveau Dictionnaire de Médecine et de Chirurgie pratiques (1), on trouve l'énumération des auteurs, à commencer par Galien, qui firent des recherches ou traitèrent la question. Mais nous ne pouvons nous empêcher de signaler quelques oublis importants faits par l'auteur dans l'historique. Après les recherches cliniques de Th. Bonnet in Sepulcretum au dix-septième siècle, et expérimentales de Van Swieten au siècle suivant, M. Legroux, dans sa thèse inaugurale en 1827, a attiré l'attention sur les caillots et concrétions polypiformes formés dans le cœur, se détachant, oblitérant les artères et produisant la gangrène des parties privées de sang. Il en est de même de M. François (de Mons) dans son essai sur les gangrènes spontanées (1832). Enfin en 1847, M. le professeur Gubler fit voir l'importance de ces migrations, et appela les caillots *blocs erratiques* (Gaz. hebd., 1857, p. 602). Ce n'est que consécutivement que Virchow, au dire des Allemands, dota la science d'une doctrine nouvelle, théorie résultant en somme de ses recherches bibliographiques et expérimentales.

Mais revenons à notre sujet et voyons les causes prédisposantes.

Causes prédisposantes. — Elles sont tirées du genre de pleurésie, de la quantité du liquide épanché dans la plèvre et de la nature de ce liquide.

(1) Article Embolie, t. XII, p. 612.

Genre de pleurésie. — Elle peut être aiguë ou chronique. Nous donnons la préférence à la chronique, car les fausses membranes s'épaississent et augmentent de densité. En se contractant ces membranes compriment davantage le poumon et en serrent davantage les couches périphériques.

Quantité de l'épanchement. — Plus l'épanchement est abondant, plus il y a de chance pour la coagulation du sang. En effet, le poumon étant plus comprimé, la circulation est réduite de moitié; par suite, le cœur se débarrasse avec peine du sang, bat plus vite, s'épuise et s'éteint. A plus forte raison, lorsqu'il plonge lui-même dans le liquide et se trouve comprimé. De plus l'hématose est incomplète, toutes conditions favorables à la formation des caillots. (Lancereaux (1), Daga (2).)

Nature de l'épanchement. — Si l'épanchement est purulent, à la chronicité de l'affection vient s'ajouter l'état cachectique du sang qui amène une diminution des globules rouges et une augmentation relative de la fibrine. De plus la fibrine a subi une modification particulière (inopexie de J. Vogel), admise par Bouchut (3), Cruveilhier, Bouillaud, Simpson, Trousseau, Virchow. Il faut que cette cause soit très-puissante, puisque sur cinq observations que nous avons recueillies, quatre se trouvent dans ces conditions. Ajoutons cependant que le docteur Dumaz (4) ne semble admettre

(1) Lancereaux. Atlas d'anat. path., 1869.

(2) Daga. Médecin-major à Lille. *Gaz. des hôp.*, 1862.

(3) Bouchut E. Mémoire sur la coagulation du sang dans les cachexies et maladies chroniques. *Gaz. méd. de Paris*, avril 1845.

(4) Dumaz J. De l'oblitération artérielle des membres par embolie et thrombose. (Thèse inaugurale. Paris, mars 1872.)

que le cœur comme siége de la coagulation du sang dans de semblables conditions.

CHAPITRE II.

MARCHE. TERMINAISON.

En disant quelques mots du pronostic des embolies cérébrales, nous faisons abstraction de leur cause initiale, la pleurésie. Ce pronostic dépend uniquement du siége de l'embolie. Nous allons passer en revue les diverses terminaisons que l'on observe en nous appuyant sur des données anatomiques, et nous ne parlerons aucunement des symptômes propres à l'oblitération des différentes artères qui fournissent le sang au cerveau. Trois cas peuvent se présenter :

1° L'embolus oblitère une des branches artérielles du cercle de Willis. La lésion reste locale, les symptômes consistent en perturbations fonctionnelles passagères, et la guérison est complète et rapide, grâce à l'établissement d'une circulation collatérale suffisante. (Schützenberger (1), Oppolzer). Dans ce cas l'artère se transforme en cordon blanc fibreux.

2° L'embolus oblitère le tronc basilaire ou une des branches qui partent du cercle artériel de Willis : dans les deux hypothèses, la mort peut être tellement rapide qu'on peut la qualifier de subite. L'obstruction subite du tronc basilaire donne lieu d'après M. Hayem à une

(1) Schützenberger. De l'oblitération subite des artères par des corps solides ou des concrétions fibrineuses détachées du cœur et des gros vaisseaux à sang rouge. *Gaz. méd. de Strasbourg*, 20 avril 1857.

violente attaque d'apoplexie et amène rapidement la mort avec des troubles respiratoires.

M. Vallin pense de même pour la seconde hypothèse, et de plus ajoute que l'on aurait certainement trouvé plus d'obstructions des artères du cerveau, dans les cas de mort subite dans les pleurésies, si les autopsies avaient toutes été faites, ou si les artères du cerveau avaient été examinées avec soin. C'est là une question difficile à résoudre et pour laquelle il faudrait s'aider des circonstances accompagnant les décès. Virchow dans son tableau des lésions emboliques fonctionnelles et anatomiques (1) admet ce cas de mort subite, et en donne l'anémie cérébrale pour raison.

Il n'en est pas de même de M. Lancereaux (2), qui ne regarde la mort subite comme possible que lorsque la lésion porte sur la protubérance ou le bulbe dans le point sur lequel a tant insisté Flourens. Panum (3) est plus exclusif : il nie complètement la mort subite, et démontre qu'il n'en est pas de cas cliniques avérés. D'après lui, la mort a lieu rapidement, mais elle n'est pas subite. Le manque de sang artériel dans le cerveau et la moelle allongée produit de l'irritation qui passe d'autant plus vite, que l'interruption de la circulation est plus subite et plus complète. Puis, l'anémie du cerveau produit à son tour une extension tétanique des extrémités, l'évacuation involontaire de l'urine et des excréments, et des mouvements respiratoires spasmo-

(1) Nouveau dictionnaire de méd. et de chir. pratiques, t. XII, p. 637. Article *Embolie*.

(2) Lancereaux. De la thrombose et de l'embolie cérébrale. Thèse de Paris, 1862.

(3) Panum. *Loc cit.*

diques et profonds (ce dernier phénomène est attribué par Brown-Séquard à l'action de l'acide carbonique), et la mort n'arrive qu'au bout de une à trois minutes. C'est là une subtilité de langage que l'on ne saurait admettre.

Dans l'obstruction d'une des artères situées au delà du cercle de Willis, la mort n'arrive pas toujours fatalement. Au bout de deux jours, la substance cérébrale étant privée de sa circulation et ne pouvant plus se nourrir, subit un état particulier de ramollissement appelé autrefois gangrène sans odeur, et nécrobiose ou nécrose chez les Allemands. Si l'embolus est de petit volume, la réparation du foyer ramolli peut se faire, soit que le rétablissement de la circulation collatérale amène un degré suffisant de réparation du tissu nerveux, soit que l'embolus se rapetisse et laisse le sang circuler de nouveau dans le vaisseau rétréci, ou se canaliculise, comme le veulent les Allemands, par la soudure de ses parties périphériques à la paroi artérielle, et par le ramollissement de sa partie centrale qui finit par se désagréger complètement.

Les malades alors recouvrent une partie de leurs mouvements, peuvent sortir en traînant leur jambe et soutenant leur bras.

Tel est le cas observé par M. Bouchut sur un homme affecté d'une forte hémiplégie de plusieurs mois d'origine embolique. Le malade dont nous avons donné l'observation au commencement de notre travail (obs. 1), pourrait se ranger dans cette catégorie, vu la disparition graduelle des accidents hémiplégiques sans aggravation notable. Néanmoins, il se pourrait qu'il subisse les différentes phases de ramollissement dont nous allons parler, pour aboutir au quatrième stade ou guérison relative.

Si la circulation collatérale ne rétablit pas le fonctionnement de la partie anémiée, les différents stades de ramollissement apparaissent à tour de rôle : 1° *ramollissement rouge*, résultant d'hémorrhagies punctiformes, et de la transsudation de sérosité colorée par de l'hématine. Virchow, Prévost et Cotard (1) considèrent l'afflux sanguin considérable qui entoure le foyer, comme devant servir à sa réparation ; mais Oppolzer lui attribue un autre rôle, celui de procéder à l'élimination de l'infarctus qui fait office de corps étranger au milieu de la substance cérébrale ; 2° *ramollissement jaune*, ou transformation graisseuse des fibres et cellules nerveuses, et sortie des globules blancs du sang à travers les parois des vaisseaux dégénérés (corpuscules de Glüge) ; 3° *ramollissement blanc*, n'apparaissant qu'au bout de plusieurs mois, semblable à du lait de chaux ou du colostrum (Meissner) (2), où l'on ne constate que granulations, graisse et cellules granuleuses; enfin, 4° guérison par cicatrisation ou formation de lacune, lorsque le foyer ramolli peut se résorber grâce à son peu d'étendue; ou par enkystement.

Lorsque ce quatrième stade ne se produit pas, la terminaison est fatale; l'inflammation périphérique détache l'infarctus sous forme d'eschare ou de détritus. Mais la mort n'attend pas toujours cette période ultime (obs. 2, 4, 5).

(1) Prévost et Cotard. Recherches physiologiques et pathologiques sur le ramollissement cérébral. *Gaz. méd. de Paris*, 1866.

(2) Meissner. Zur Lehre von der trombose und embolie, schmidt's Jahrbücher.

CHAPITRE III.

TRAITEMENT.

Le traitement se divise en prophylactique et en curatif. Il doit surtout être prophylactique; car lorsqu'une embolie s'est produite, nos moyens de guérison sont bien peu efficaces, et il ne nous reste plus que les palliatifs à employer.

1° *Traitement prophylactique.* — Les indications que l'on peut tirer de la possibilité des obstructions cérébrales dans les pleurésies, résultent de leur mode de formation. Il faut donc diminuer les chances de coagulation du sang en combattant les circonstances qui la produisent; ou, si on ne peut lutter contre la formation des caillots, produire leur résolution ou favoriser leur organisation, et prévenir leur passage dans la circulation.

La première de ces indications est réalisée par des moyens chirurgicaux et pharmaceutiques. N'insistons pas sur les moyens pharmaceutiques et chirurgicaux tels que: purgatifs, diurétiques, sudorifiques, évacuations sanguines partielles et générales, qui font partie du traitement de toutes les pleurésies au début; mais parlons plutôt du traitement chirurgical par excellence, de celui qui prend de jour en jour plus d'extension, je veux parler de la thoracentèse. Il ne faut pas trop tarder à faire la thoracentèse; car, plus la compression du poumon est complète et prolongée, plus il y a de chances pour que le sang se coagule dans un point quelconque des veines pulmonaires et surtout près de leurs origines.

La seconde des indications prophylactiques comprend des moyens chirurgicaux, des pharmaceutiques et des hygiéniques. S'il s'agit de produire la dissolution du caillot, on peut employer les alcalins comme l'ont conseillé Legroux (1), Ball, Schützenberger; mais ce traitement est plutôt théorique que pratique. Pour favoriser son organisation, il faut nourrir, tonifier le malade, et combattre la cachexie qui le menace sans cesse. Les moyens hygiéniques, tels que le repos horizontal, l'absence de tout effort, de toute émotion, évitant la trop grande activité cardiaque, et par suite l'impulsion vive du sang, par conséquent empêchent le passage du thrombus dans la circulation. Enfin, les chirurgicaux consistent uniquement dans l'emploi, pour la thoracentèse, d'un trocart de petit calibre, celui de M. Blachez, par exemple, afin que l'écoulement du liquide se fasse très-lentement. Sans cette précaution, la compression du poumon cesserait brusquement, la circulation se rétablirait avec trop d'activité entre les artères et les veines jusque-là imperméables. Ce courant rapide détacherait des caillots adhérents aux parois des vaisseaux. D'un autre côté, l'écoulement rapide provoque la toux qui peut, à elle seule, détacher les caillots par l'ampliation brusque de la poitrine.

2° *Traitement curatif*. — Le but à atteindre serait de favoriser la dissolution de l'embolus; mais nous venons de voir à l'instant que les remèdes sont impuissants à

(1) Legroux. Thèse sur les coagulations sanguines, 1827.

la pratiquer. Il ne reste donc au médecin qu'à surveiller la circulation collatérale, et à traiter les symptômes.

Traube propose une médication stimulante et fortifiante pour aider la circulation collatérale à se faire; mais si on la rétablit avec trop d'intensité, on s'expose à produire des hémorrhagies ou des inflammations. D'un autre côté, son insuffisance amène la mortification de l'infarctus cérébral. Il faut donc se tenir sur la réserve, employer les calmants dans le premier cas, et les excitants dans le second. Quoi qu'il en soit, il faut maintenir l'état de santé du malade par l'hygiène et un bon régime, et conserver aux muscles leur excitabilité et leur nutrition au moyen de l'électricité, pour le cas où la guérison viendrait à se produire.

CONCLUSIONS.

1. Les épanchements pleurétiques peuvent produire des thromboses dans le cœur et les gros vaisseaux, ou dans les veines pulmonaires.

2. La formation de ces thromboses est favorisée par la quantité de l'épanchement, sa chronicité, sa purulence.

3. Ces thromboses peuvent se transformer en embolies cérébrales par l'ampliation brusque du tissu pulmonaire.

4. Les hémiplégies que l'on observe dans le cours des pleurésies, peuvent avoir ces embolies cérébrales pour cause.

5. Ces embolies cérébrales ont pour effets : 1° des troubles passagers; 2° la mort subite; 3° le ramollissement cérébral.

6. La guérison, si elle a lieu, provient : 1° de l'établissement d'une circulation collatérale suffisante; 2° de la transformation de l'embolus; 3° de l'enkystement ou la résorption de l'infarctus cérébral.

7. Le traitement est prophylactique ou palliatif.

Le prophylactique comprend les moyens employés contre tous les épanchements pleurétiques. De plus, il consiste dans l'emploi prématuré de la thoracentèse pour éviter la compression trop prolongée du tissu pulmonaire. Le trocart employé à cet effet doit être de petit calibre afin que l'écoulement du liquide se fasse lentement. Une pratique contraire occasionnerait l'ampliation brusque du poumon ; il en serait de même de tout effort ou émotion morale, et par suite, la transformation de thrombose en embolie se ferait aisément.

Le palliatif consiste à traiter les symptômes présentés par le malade, à maintenir son bon état de santé, et à électriser les muscles atteints de paralysie.

Paris. A. Parent, imprimeur de la Faculté de Médecine. rue Mr-le-Prince, 31.

www.ingramcontent.com/pod-product-compliance
Ingram Content Group UK Ltd.
Pitfield, Milton Keynes, MK11 3LW, UK
UKHW020410220726
13923UKWH00004B/1847